ESSAI

SUR LA

PHYSIOLOGIE ET LA PATHOLOGIE

GÉNÉRALES

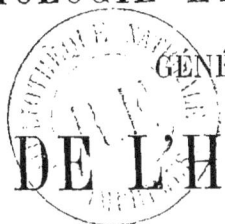

DE L'HÉMATIE

PAR

É.-A. JOLY,

DOCTEUR EN MÉDECINE DE LA FACULTÉ DE PARIS

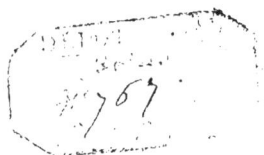

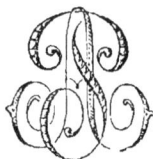

PARIS

IMPRIMERIE DE A. PARENT

IMPRIMEUR DE LA FACULTÉ DE MÉDECINE.

rue Monsieur-le-Prince, 31.

—

1873

A M. VULPIAN,

Professeur d'anatomie pathologique à la Faculté
de médecine de Paris,
Membre de l'Académie de médecine.

A MES MAITRES DANS LES HOPITAUX DE LYON,
STRASBOURG ET PARIS.

ESSAI SUR LA

PHYSIOLOGIE ET LA PATHOLOGIE

DE L'HÉMATIE

> « Si c'est un subject que je n'entende
> « point, à cela même je m'essaie, sondant
> « le gué de bien loing : et puis le trouvant
> « trop profond pour ma taille, je me tiens
> « à la rive. »
> MONTAIGNE, Essais, liv. I, ch. 1.

INTRODUCTION ET PLAN.

Les organismes inférieurs et les végétaux trouvent di-rectement dans les milieux extérieurs liquides ou gazeux dans lesquels ils sont plongés, les aliments et les excitants nécessaires à leur fonctionnement physiologique. Le *milieu cosmique* leur suffit donc complétement. Les animaux supérieurs ne sont en dernière analyse qu'un agrégat d'organismes microscopiques, (cellules) dont une faible portion seulement (épiderme, épithélium), est en contact direct avec le monde extérieur ; tout le reste, qui constitue proprement la masse du corps et des paren-chymes en est complétement isolé. Ces cellules profondes vivent néanmoins d'une vie tout aussi active que les cel-lules corticales ; comme elles, et souvent d'une façon plus prononcée encore, elles absorbent certaines substances, en rejettent d'autres, en un mot, elles participent à ce mouvement d'assimilation et de désassimilation qui, pour Cuvier déjà, constituait ce qu'il appelait le *tourbillon vital*. Les éléments de ces échanges incessants, elles les puisent, non pas dans les *circumfusa*, mais dans de *véritables milieux extérieurs*, dont le sang constitue le type le plus parfait. Telle est la vue large et compréhensive dont Cl. Bernard (1) a enrichi la physiologie générale. Mieux que tout autre, cette: vue est faite pour nous montrer le véritable rôle dévolu au liquide sanguin, rôle qui consiste à apporter aux éléments histologiques profonds les matériaux qu'ils ne sauraient puiser eux-mêmes dans les *circumfusa*.

Plus un animal occupe un rang élevé dans l'échelle des êtres, plus est grande chez lui la division du travail physiologique et plus aussi l'importance du liquide sanguin se manifeste avec évidence. Cette importance n'a pas échappé aux médecins tant anciens que modernes, et c'est elle, en partie, qui a fait la fortune des doctrines humorales. Vouloir faire, en effet, l'histoire du rôle que remplit le liquide sanguin dans la succession des doctrines médicales, équivaudrait à faire l'histoire de la science médicale elle-même.

En effet, comme l'a très-justement fait remarquer Virchow, les doctrines humorales ont, à toutes les époques, eu ce singulier privilége de rallier autour d'elles les praticiens les plus heureux comme aussi les esprits scientifiques les mieux trempés. Et, cela s'explique : de même

(1) Cl. Bernard. Leçons sur les propriétés des tissus vivants. Paris, 1866, p. 57 et suiv.

qu'a l'état physiologique, le sang arrive au contact intime des éléments de la plupart des tissus, leur apportant l'oxygène et l'incitation vitale, de même ce liquide sert de véhicule aux poisons et aux principes morbides de toute sorte qu'il répand et généralise dans l'économie. De là, les conceptions un peu vagues de l'école galénique qui invoquait sans cesse les vices du sang et les altérations des humeurs; de là, le rôle prédominant de la pituite, du phlegme, de toutes les imaginations alchimiques que les Arabistes introduisirent dans la science; de là enfin, pour rester plus dans le vague, mais aussi plus strictement dans le vrai, cette notion de la dyscrasie, qui s'impose à tout esprit qui essaye de se rendre compte des choses de la médecine.

Presque toutes les maladies générales, les maladies *totius substantiæ*, comme les appelaient les anciens, sont à proprement parler, des maladies du sang. La logique et le simple raisonnement avaient suffi pour montrer que dans les processus infectieux, dans les pyrexies, l'élément primitivement et surtout atteint, était le sang.

Pour un certain nombre de ces maladies, l'expérimentation directe a victorieusement démontré la vérité de cette hypothèse : l'inoculation du sang rubéoleux transmet la rougeole (Home, Speranza, etc.), celle du sang carbonculeux, le charbon (Rambert, Davaine), celle du sang syphilitique, la syphilis (Viennois). C'est donc dans le sang que pénètrent et se multiplient les éléments miasmatiques et virulents ; et ce liquide paraît tout spécialement disposé à servir de milieu à ces sortes de fermentations morbides, que Van Helmont avait instinctivement devinées et que la science moderne essaye d'établir définitivement et rigoureusement sous le nom de zymoses.

C'est là, actuellement le sujet à la mode et pour lequel les observateurs contemporains montrent un véritable engouement. Les idées de Pasteur font invasion dans le domaine de la pathologie générale, et aux yeux de plusieurs, telle maladie spécifique, comme la scarlatine ou la variole, n'est autre chose qu'une fermentation interne, c'est à-dire que le pullulement dans le liquide sanguin de myriades de protorganismes, bactéries ou mycrococus, absolument comme la fermentation alcoolique est déterminée par tel mycoderme, et la butyrique ou l'acétique par tel autre. La pyrétologie entière ainsi conçue menace de n'être plus qu'un chapitre de mycologie.

Cette manière de voir séduit par sa simplicité et par une apparence de rigueur expérimentale ; mais elle ne résiste point à un contrôle approfondi. Tant de causes d'erreur se glissent fatalement dans ces observations délicates, l'interprétation y joue un rôle si décisif, la dissémination de ces germes est si grande, la variabilité de leur forme si prononcée et si rapide, qu'aujourd'hui même, malgré l'autorité de savants tels que Chauveau, Hallier, etc., la *pathologie animée* n'est encore qu'une brillante hypothèse. Ce sont là des recherches méritoires et curieuses, mais qui en bonne et saine critique, doivent être tenues en suspicion et ne peuvent entrer en ligne de compte dans l'interprétation rigoureuse des faits.

Nous laisserons donc de côté dans ce travail, ces données encore douteuses, et nous nous appliquerons à mettre en lumière les notions bien et dûment acquises à la science.

L'hématologie morbide, telle que l'ont faite les travaux de Magendie, de Gaspard, d'Andral et Gavarret, de Sédillot, de Virchow, de Cl. Bernard, de Ch. Robin, de

G. Sée, de Gréhant, etc., constitue à coup sûr un des chapitres non-seulement les plus intéressants, mais encore les plus positifs de l'anatomie pathologique.

En effet, on ne se contente plus comme autrefois d'admettre par le raisonnement plutôt que par la démonstration directe, une altération plus ou moins hypothétique du liquide sanguin. Le sang a été étudié avec le même soin que les autres tissus de l'économie et avec les mêmes modes d'investigation. L'analyse chimique, l'examen microscopique, l'analyse spectrale sont venus apporter leur contingent de faits et de lumières, et il nous semble que le moment est arrivé de donner un tableau de toutes les notions récemment acquises et encore disséminées dans la littérature médicale.

Notre ambition ne saurait être d'épuiser une semblable matière, qui exigerait un volume et une plume mieux autorisée que la nôtre. Notre but est simplement de marquer avec netteté l'état actuel de la science et de tracer un cadre que plus habile que nous remplira sans doute. Du reste, hâtons-nous de le dire, ce travail nous a été facilité par les savantes leçons d'hématologie pathologique que M. Vulpian a faites, l'année passée, à l'école de Médecine. C'est à cette source que nous avons puisé un certain nombre de faits et d'appréciations critiques. Nous sommes heureux de pouvoir, en terminant cette introduction, trouver l'occasion de remercier notre ami le docteur Straus, des conseils et des indications qu'il a bien voulu nous fournir.

Notre travail se divisera en deux parties :

Dans le premier chapitre, nous exposerons, aussi succintement que possible, l'état de nos connaissances actuelles sur la structure et les fonctions du globule rouge,

en nous attachant à bien mettre en évidence l'individua-
lité, qu'on nous permette cette expression, de cet élément
caractéristique du sang.

Le deuxième chapitre sera consacré à l'étude des altérations tant *quantitatives* que *qualitatives* de l'hématie ;
fidèle à notre plan, nous nous efforcerons, là aussi, de
ne jamais perdre de vue le globule rouge proprement
dit ; nous rappelant que c'est son histoire *seule* et non
celle des altérations hématologiques en général, que nous
avons à esquisser.

CHAPITRE I.

PHYSIOLOGIE DU GLOBULE ROUGE.

Le globule rouge ou *hématie* constitue la partie essentielle du sang : c'est un véritable organisme en miniature,
ayant une vie qui lui est propre et doué de propriétés
qui lui appartiennent C'est lui qui accomplit la fonction
principale dévolue au liquide sanguin chez les animaux
supérieurs, fonction qui consiste à apporter dans toutes
les régions du corps l'oxygène, gaz dont il constitue un
véritable appareil condensateur : en un mot, c'est lui
qui préside à la respiration profonde des tissus, c'est-à-
dire à la respiration proprement dite. Aussi, malgré
l'apparence paradoxale de cette définition appliquée à un
liquide, un certain nombre d'histologistes ont-ils pu considérer le sang comme un véritable *tissu*, dont les globules rouges représentent l'élément vivant et actif,

l'élément cellulaire; le liquor au contraire, constituant
une sorte de substance fondamentale de *matière intercellulaire*. Virchow, le premier formula cette conception ;
nous verrons plus loin qu'on en a su tirer des applications
pathologiques importantes.

Le globule rouge a été vu, pour la première fois, en
1658, par Swammerdam, sur la grenouille; par Malpighi,
en 1661, sur le hérisson; et chez l'homme, en 1673,
encore par Malpighi.

Dans toute la série des vertébrés, le globule rouge
présente deux formes : la forme ronde, qui existe
chez tous les mammifères, excepté chez les caméléens;
la forme elliptique que l'on rencontre sur les oiseaux,
les amphibies et les poissons (sauf quelques cyclos-
tomes).

Chez l'homme et les vertébrés supérieurs, les globules
rouges du sang présentent donc la forme de petits disques
circulaires, excavés sur leurs deux faces et que l'on a
comparés à une lentille biconcave. Vu de champ, le
globule rouge a une forme de biscuit, de bâtonnet renflé
à ses deux extrémités; on le voit tourner sur lui-même
dans le liquide déposé sur la plaque, et se présenter alter-
nativement par la tranche et de face; dans ce cas, il a la
forme d'une assiette, d'un disque excavé à son centre
Dans le sang extrait des vaisseaux, les globules rouges
affectent une disposition en rouleau, en piles de monnaie
qu'on n'a pas encore pu expliquer. Leur diamètre est de
$1/_{150}$ de millimètre et leur épaisseur de $1/_{600}$ de millimètre.

Ce sont ces globules qui communiquent à la masse du
iquide sanguin sa coloration rutilante. Cependant, exa-
minés au microscope, ils ne présentent qu'une teinte

jaunâtre ou rose pâle. C'est là un phénomène que présentent la plupart des substances colorées, qui, examinées, sous une épaisseur extrêmement faible, offrent à peine une légère coloration ; la couleur véritable reparaît quand on examine ces corps sous une épaisseur ou sous une masse plus considérable (Ch. Robin). C'est aussi à la présence des globules rouges que le sang doit son opacité ; mais si, en détruisant les globules, on dissout leur matière colorante, le liquide, tout en restant coloré, devient transparent.

Le poids spécifique des hématies est plus considérable que celui du sérum ; de là, leur tendance à gagner le fond du vase où l'on reçoit le sang.

On a cherché à déterminer le nombre des globules rouges contenues dans un volume donné de sang. Le procédé le plus usité est celui de Vierordt modifié par Welker et tout récemment par M. Potain. Il consiste à diluer une quantité déterminée de sang, dans une quantité également déterminée d'eau distillée ; à recueillir une portion du mélange dans un tube capillaire ; puis à compter, à l'aide d'un micromètre gradué, le contenu d'une portion de ce tube. On a ainsi trouvé qu'un millimètre cube de sang normal renferme cinq millions d'hématies. Si l'on songe que le corps humain renferme approximativement six litres de sang, on voit quel énorme chiffre de globules rouges chaque individu possède.

Composition chimique du globule rouge. — Le globule rouge est formé de deux parties distinctes : le *stroma* et la *matière colorante*. Les 2/3 de son poids sont constitués par de l'eau ; on sait que la masse générale du corps en contient 80 % (expérience de Chaussier) : le globule rouge, comme l'a dit E.-H. Weber, est donc l'élément le plus sec, le moins riche en eau de tout l'organisme.

Le *stroma* constitue une petite masse élastique, insoluble dans l'eau : il renferme de l'albumine, analogue à la substance fibrino-plastique de Schmidt (se coagule donc par addition de fibrinogène), de la cholestérine, de la matière grasse phosphorée ; il est soumis aux seules lois de l'endosmose et de l'imbibition, faisant sélection des matériaux qu'il absorbe et maintenant l'intégrité de sa composition chimique.

L'autre portion constituante du globule rouge est la matière colorante ou *hémoglobine* (*hématoglobuline, hématocristalline*). On l'avait déjà obtenue à l'état cristallisé en 1829 (Leydig et Koelliker) ; mais on la confondit longtemps avec ses produits de décomposition, notamment avec l'hématine ; elle n'est bien connue que depuis les travaux d'Hoppe-Seyler et l'emploi de l'analyse spectrale. Elle existe à l'état amorphe et à l'état cristallisé.

Pour l'obtenir sous cette dernière forme, il suffit d'agiter du sang défibriné et filtré avec une certaine quantité d'éther ; chez le chien, le rat, le cochon d'Inde, cette simple manœuvre suffit pour obtenir de superbes cristaux d'hémoglobine. On peut encore les obtenir par des congélations et des dégels successifs, par l'électricité, etc.; les cristaux sont parfaitement incolores ; chez l'homme, ils appartiennent au système rhombique ; leur forme, leur solubilité dans l'eau varient avec l'espèce animale.

L'*hémoglobine* est une substance albuminoïde, qui se dédouble facilement en matière albuminoïde et en *hématine*.

Il est des invertébrés dont le sang, quoique coloré, ne contient pas d'hématie ; dans ce cas, l'hémoglobine n'est pas fixée par un stroma, mais simplement dissoute dans le sérum.

L'hémoglobine est très avide d'oxygène, qui forme avec elle une *combinaisón*, mais une combinaison instable, car le simple vide suffit pour enlever à l'hémoglobine, isolée ou contenue dans le globule rouge, la plus grande partie, mais non la totalité de son oxygène. En un mot, l'oxygène y est, comme disent les chimistes, à l'état de *tension*.

Nous verrons plus loin les caractères spectroscopiques de l'hémoglobine oxygénée ou réduite, ainsi que ceux de ses combinaisons avec les divers autres gaz.

Nous nous sommes à dessein appesanti sur ces détails relatifs à l'hémoglobine ; nous serons plus bref pour ce qui est des dérivés de l'hémoglobine. Ce sont : 1° l'*hématine* (on l'a improprement appelée hématosine, qui désigne la matière colorante du bois de Campêche : Chevreuil, Ch. Robin). C'est une substance amorphe, qu'on trouve dans les vieux foyers. Elle a des propriétés chimiques et optiques différentes de l'hémoglobine ; elle donne une seule raie d'absorption placée entre C et D ; la substance qu'elle renferme est de l'albumine et non de la matière fibrino-plastique.

L'*hématoïdine* est cristallisée ; elle se rencontre dans les vieux foyers à côté de l'hématine, dont elle ne diffère qu'en ce qu'un équivalent de fer est remplacé par un équivalent d'eau (Ch. Robin).

Enfin l'*hémine*, ou chlorhydrate d'hématine, est un cristal obtenu artificiellement (Teichmann), en mélangeant, à une solution d'hémoglobine du sel marin et de l'acide acétique. Avant l'emploi du spectroscope, les cristaux d'hémine servaient à reconnaître le sang dans les recherches de médecine légale.

GENÉSE DÈS GLOBULES ROUGES. — Chez l'embryon, ils se produisent visiblement par prolifération des cellules de la couche moyenne du blastoderme. Une portion de ces cellules s'organise en fibrilles connectives et musculaires qui prennent une disposition cylindroïde et forment ainsi le vaisseau. Les cellules, au contraire, qui occupent la lumière du vaisseau, demeurent libres au milieu d'un liquide séreux, s'imprègnent de matière colorante et constituent les globules sanguins embryonnaires (munis d'un noyau). Mais vers le quatrième mois de la gestation, ce noyau disparaît, et avec lui, la propriété que possédait la cellule de se segmenter et de se reproduire. Telle est la manière dont on concevait la genèse des hématies jusque dans ces derniers temps, où les recherches de His sont venues modifier nos connaissances à cet égard. Voici les récentes données que vient de publier Klein, un élève du micrographe balois (1) : Un certain nombre de cellules du feuillet moyen du blastoderme se creusent de vacuoles de plus en plus prononcées. Le protoplesma qui limite ces vacuoles prend un aspect analogue à celui de l'endothélium. Ce protoplasma pousse vers l'intérieur des vacuoles des prolongements qui se pédiculisent et finissent par devenir libres, en donnant naissance ainsi aux globules rouges et blancs.

Dans d'autres cellules, le protoplasma qui entoure le noyau se colore légèrement en jaune ou en rose, et finit

(1) Entwikelung der Blatgefasse in Blatkœ'rferchen, in Centralblat f. Wissensch. medic., 1872, nᵒ 8

par s'isoler ; il en résulte un globule rouge muni d'un noyau ; quand la cellule est multinucléolaire, elle donne naissance à plusieurs hématies.

Quant à la masse du protoplasma, elle sert à former la tunique endothéliale du vaisseau, munie de distance en distance d'un noyau.

A partir de ce moment, le globule rouge est donc incapable de donner naissance à des globules semblables à lui. D'autre part, il est impossible d'admettre que les globules existants ne se détruisent incessamment et ne se renouvellent au fur et à mesure de cette destruction. Où et comment se reproduisent donc les nouveaux globules destinés à remplacer les anciens, et d'autre part, dans quels organes ceux-ci se détruisent-ils de préférence ? Nous touchons là aux questions les plus délicates et les plus controversées de la physiologie. Disons simplement que tout porte à croire que les globules rouges se forment par une transformation des globules blancs et qu'il est un certain nombre d'organes de structure lymphoïde, la rate notamment, qui constituent, comme on l'a dit, de véritables ateliers, pour la fabrication du globule rouge. Ainsi, dans la veine splénique, on rencontre assez fréquemment des leucocytes renfermant des globules rouges.

D'autre part, de Recklinghausen, chez les animaux inférieurs a constaté *de visu*, que les globules blancs même extraits des vaisseaux et maintenus dans la chambre humide peuvent se transformer en globules rouges. Kœlliker signale ce fait, que dans le canal thoracique et jusque dans les veines pulmonaires, on rencontre des éléments figurés, constituant de véritables formes de transition entre les leucocytes et les hématies.

Pour ce qui est du mécanisme de la destruction des

globules rouges, nous sommes dans une incertitude tout aussi grande ; cependant, les recherches de Béclard et de Funke, portant surtout sur l'examen comparatif du sang des veines et des artères spléniques, tendent à démontrer que la rate est en même temps un foyer de destruction et de production des globules rouges. Le foie lui aussi, qui sécrète une si grande quantité de matière colorante (bilifulvine), d'origine manifestement hématique, constitue aussi un des lieux de destruction de ces globules.

Connaissons-nous des caractères spéciaux qui nous permettent de distinguer les globules rouges jeunes, de ceux qui sont adultes et de ceux enfin qui approchent de leur destruction ? Ici encore, la science ne possède aucune donnée sérieuse. Le sang des veines spléniques et surtout des veines sus-hépatiques renferme des hématies plus petites, plus foncées de couleur et plus réfractaires aux réactifs que les globules ordinaires.

Lehmann, qui les a signalées le premier, les considérait comme des globules naissants. Il y a apparence que le contraire est vrai et que l'on a affaire, là, à des formes anciennes, décrépites et en voie de destruction. Mais il faut bien le reconnaitre, la durée moyenne de l'existence des hématies, leur biographie en un mot, reste encore à faire tout entière. Tout ce que l'on sait avec certitude, c'est que dans certaines circonstances les éléments se reproduisent avec une grande rapidité. Il suffit de rappeler à cet égard le fait d'une hémorrhagie même considérable survenant chez un homme sain : quinze à vingt heures suffisent pour que le sang ait récupéré sa composition normale, non-seulement quand au plasma mais aussi quant à la quantité des globules rouges.

Joly. 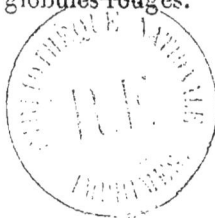 2

STRUCTURE DES GLOBULES ROUGES. — Pour ce qui est de leur structure histologique, les hématies présentent deux particularités essentielles : 1° Elles ne possèdent point de noyau chez l'adulte (le sang de l'embryon jusqu'au quatrième mois et celui des vertébrés à sang rouge, autres que les mammifères, en sont au contraire pourvus); 2° les hématies ne paraissent point posséder d'enveloppe ; ce dernier point touche à une des questions les plus délicates et les plus controversées relatives à la constitution du globule sanguin et même de la cellule en général

Récemment plusieurs observateurs ont nié catégoriquement l'existence de toute enveloppe du globule rouge ; et se basant sur ce fait, ils n'étaient pas éloignés de considérer ce globule, comme une simple concrétion chimique et mécanique. Aujourd'hui, la question ne saurait plus être ainsi posée ; on sait, depuis les recherches de Max Schultze entre autres, que l'existence de la membrane limitante de la cellule est un fait purement contingent, et tenant à l'âge de celle-ci, aux réactifs employés, etc. En un mot, la cellule des histologistes modernes n'est plus, comme le voulaient les anciens, une vésicule, mais un petit corpuscule solide (protoplasma) avec ou sans condensation centrale (noyau), avec ou sans condensation périphérique (enveloppe) (1).

(1) La question des enveloppes cellulaires semble vraiment menacer de devenir une sorte de dispute scholastique; ainsi, il en est qui, tout en niant une membrane enveloppante, acceptent néanmoins une *zone limite* plus condensée. On en arrive ainsi à une véritable querelle de mots. Quoi qu'il en soit, dans la question qui nous occupe, M. Ranvier conteste toute enveloppe des globules rouges, vu la facilité avec laquelle ces éléments, soumis à une température de 40 à 45°, se déforment et même se soudent entre eux. M. Rouget au contraire continue à défendre l'existence d'une enveloppe autour de l'hématie. Il est vrai que pour la dé-

C'est pour des raisons de cette nature que depuis .ongtemps déjà, notre maître le professeur Küss proposait de généraliser la dénomination de *globule* qui ne préjuge rien et de l'appliquer à tous les éléments cellulaires. Aussi, en résumé, quoique dépourvu de noyau et d'enveloppe apparents, le globule rouge n'en constitue pas moins un élément vivant, une cellule dans l'acception généralement attribuée à ce mot.

Le vieux schema de Schwann, qui concevait le globule rouge comme une vésicule contenant un liquide coloré, a donc fait son temps. Mais les histologistes sont encore loin de s'entendre sur la structure définitive de cet élément. Les opinions les plus divergentes ont été émises, et ce n'est pas ici le lieu de les discuter. Un des micrographes qui s'est le plus occupé de cette question, Brücke de Vienne est arrivé à une description que nous allons résumer, pour donner une idée de la difficulté et de l'obscurité de ces sortes de recherches. Pour lui, le globule rouge est formé de deux portions entièrement distinctes : l'une inerte et privée de mouvement, constitue un amas poreux d'une substance molle, transparente et incolore, c'est ce qu'il appelle l'*oïkoïde ;* l'autre portion logée dans les mailles de la première, est formée par une masse de protoplasma, sur laquelle est fixée la matière colorante, c'est ce qu'il appelle le *zoïde* (1) ; selon lui, ce serait une véritable amibe.

celer, chez les animaux supérieurs du moins, il est forcé de recourir à des réactifs, tels que l'acide picrique ou chromique, qui peuvent la produire artificiellement. On trouvera cette question très-nettement posée et discutée dans les savantes notes dont le Dr Duval a enrichi le cours du professeur Küss (Paris, 1872, p. 128).

(1) Voir Rollett, art. *Sang*, in Stricker's Handbuch der lerhe von den Geben, Leipsick, 1871.

On voit que cette description purement histologique se rapproche de la distinction établie par les chimistes qui eux aussi décomposent le globule rouge en deux parties : le stroma et l'hémoglobine.

Ceci nous amène à une autre question également controversée, celle de la *contractilité* de ces éléments. Un premier point, et qui avait déjà été mis en lumière par E. H. Weber, c'est leur *élasticité*. Le globule rouge, disait ce physiologiste, est faiblement et parfaitement élastique, c'est-à-dire que son élasticité est mise en jeu par le moindre effort et que cet effort venant à cesser, il reprend entièrement sa forme première. Il suffit d'examiner la circulation du mesentère d'une grenouille par exemple, pour voir comme les globules se moulent sur les canaux qui les contiennent, se plient et s'incurvent quand ils s'arrêtent sur l'éperon de la bifurcation du vaisseau, et l'obstacle une fois franchi, reprennent leur forme discoïde.

Mais récemment, on a cru reconnaître dans le globule rouge des mouvements analogues à ceux des globules blancs (Stricker, Prussack, etc.), et c'est à ces mouvements que ces observateurs attribuent la diapedèse des globules rouges comme celle des blancs. Klebs, l'un des premiers (1863), obtint la contractilité des globules rouges ; pour lui, l'état de contraction constitue la forme crénelée ; la forme discoïde est l'état de repos ; enfin la forme sphérique indique la mort de l'hématie. Pour Brücke, comme nous l'avons vu, le globule rouge est une véritable amibe (zooïde) logée dans un stromá.

Néanmoins, la contractilité des hématies est encore vivement contestée par les observateurs les plus autorisés (Rollett), et de fait, en examinant au microscope la cir-

culation, si l'on constate facilement les mouvements et
les déformations des leucocytes, il n'en est pas de même
des hématies qui roulent constamment comme des masses
inertes. Un autre argument invoqué par Rollett est le
suivant : les décharges électriques n'amènent pas de contraction de l'hématie, comme elles le font pour le globule
blanc ; les déformations qu'elles produisent sont purement mécaniques et on les développe identiquement sur
les globules empoisonnés par l'oxyde de carbone. Il
est donc probable que dans la diapedèse (Cohnheim,
Vulpian, Hayem), les globules sont purement passifs et
que la pression intra-vasculaire suffit pour leur faire
traverser les stomates des vaisseaux.

Toutefois, les globules rouges présentent certainement
des changements de forme sous l'influence de certains
agents ; mais ce sont des changements extrêmement
faibles et qui n'aboutissent pas, comme les mouvements
amiboïdes à des déplacements, mais à des changements
de coloration (modification de la réflexion de la lumière).
Ainsi l'oxygène, l'oxyde de carbone, le chlorure de sodium rendent le globule plus concave (d'où réflexion
plus forte de la lumière et coloration plus rutilante du
sang). L'acide carbonique, au contraire, gonfle les globules et diminue la concavité de leurs faces ; la lumière
est moins bien réfléchie, d'où la coloration foncée du
sang (1).

(1) L'hémoglobine *dissoute* devient pareillement plus vermeille
par l'action de l'oxygène ; plus foncée par celle de l'acide carbonique. Par suite de ce fait, on a voulu nier l'influence du changement
de forme sur les changements de coloration des globules ; mais il
faut noter que ces changements de coloration sont bien moins
intenses dans la solution d'hémoglobine que dans le sang intact.

Il nous semble opportun d'indiquer les principales déformations que l'état cadavérique, la dessiccation et les réactifs habituels produisent sur le globule rouge. Ces détails ne présentent point uniquement un simple intérêt de curiosité, mais ils nous mettront en garde contre l'erreur dans laquelle sont tombés trop d'observateurs, erreur qui consiste à regarder comme d'origine pathologique des altérations dues uniquement à la mort des globules ou aux traitements histo-chimiques auxquels on les soumet.

Si l'on place une gouttelette de sang sur le porte-objet et si l'on tarde quelque peu à la recouvrir, les globules perdent, par l'évaporation, une partie de leur eau, et présentent un aspect *crénelé* que Hewson, le premier, a signalé. Toutefois, cette altération se produit plus rapidement dans certaines maladies, dans les fièvres notamment (Max Schultz), que sur des individus sains. Rollett a bien étudié ces déformations en plaçant les globules dans de la colle forte soluble à 35°, mais se figeant à la température ordinaire et sur laquelle on peut facilement pratiquer des coupes. Sur ces coupes, on voit très-nettement les prolongements souvent très-longs et ramifiés, que pousse l'hématie.

En desséchant (évaporation) les globules, on les voit souvent étalés suivant leur grand diamètre, ce qui rend leur dépression centrale très-apparente.

Comme le fait remarquer Rollett (1), la simple pression de la plaque à couvrir suffit souvent pour déformer et

Ils reconnaissent donc une double cause, l'une chimique (oxydation ou désoxydation de l'hémoglobine) et l'autre physique (augmentation ou diminution de la concavité des disques).

(1) Loc. cit., page 280.

rompre les hématies ; ce qui pourrait faire croire à une destruction des globules ou à une augmentation des globulins.

L'addition de l'eau gonfle le globule et lui enlève sa matière colorante. Si on l'ajoute avec circonspection, les globules pâlissent de plus en plus, mais leur contour continue à rester visible ; si au contraire on fait agir l'eau brusquement, le globule disparaît complétement et il se dissout (Virchow). Ce dernier a en outre constaté ce fait curieux que, tandis que les alcalis *étendus* détruisent rapidement le globule, les alcalis caustiques *concentrés*, au contraire, le conservent presque intact.

Klebs, Rindfleisch, Rollett ont étudié l'influence de la *chaleur* sur les globules rouges, en se servant de la chambre humide du Recklinghausen. Les résultats auxquels ils sont arrivés ne présentent qu'un intérêt spéculatif ; car pour les obtenir, ils produisaient des températures de 50 à 60° centigrades. On ne saurait donc inférer des résultats de ces expériences aux altérations que peut déterminer sur le globule sanguin la chaleur fébrile ou l'insolation.

Enfin, récemment en Allemagne, on a imaginé une chambre à gaz dans le but d'étudier de plus près l'action des gaz et des vapeurs sur le globule rouge (Stricker, Schmidt, Schweigger — Seydel). Ces recherches avaient surtout pour but de faciliter les observations microspectroscopiques et nous les résumerons plus bas.

Telles sont les principales modifications qu'impriment à la constitution du globule rouge, les réactifs histo-chimiques les plus usités. Ces enseignements auront pour l'étude qui nous occupera plus loin, un double avantage : d'une part, il nous feront mieux comprendre le *modus*

agendi d'un certain nombre d'agents morbides et la production de certains états pathologiques ; d'autre part,
comme nous l'avons dit, ils nous empêcheront de con-
fondre ces états avec des altérations artificielles pro-
voquées.

Ceci établi, entrons dans quelques détails succincts
sur le rôle physiologique de l'hématie.

RÔLE PHYSIOLOGIQUE DE L'HÉMATIE.— C'est l'hémoglobine
ou hématoglobine du globule rouge qui fixe particulièrement l'oxygène, non pas par une simple dissolution, mais
par une véritable *combinaison chimique* (oxyhémoglobine).
Cette oxyhémoglobine joue le rôle d'acide (comparer avec
l'acide pneumique de Robin et Verdeil) ; et en se formant
dans le poumon, il agit sur les bicarbonates alcalins en
solution dans le sérum du sang et met en liberté une
partie de leur acide carbonique qui se dégage donc
pareillement par une action chimique, par une véritable effervescence. On voit donc que la respiration pulmonaire (fixation d'oxygène et dégagement d'acide carbonique) n'est pas, comme on le croyait encore il y a
peu de temps, un simple phénomène physique d'é-
changes gazeux, mais un acte chimique dont le globule
rouge est le principal agent.

Récemment, Hoppe-Seyler a eu l'idée d'appliquer la
méthode spectrale à l'étude des modifications de l'hémoglobine. Entre ses mains et celles de Valentin, Stokes,
Cl. Bernard, Preyer, Fumouze, Benoît, Ritter (de Strasbourg), l'analyse spectroscopique du sang est devenue
un mode d'investigation aussi précieux qu'inattendu,
Voici, en quelques mots, le principe de la méthode.

Si sur le trajet des rayons du prisme, on interpose

une couche peu épaisse d'oxyhémoglobine dissoute, on voit d'une part que la portion du spectre la plus réfrangible (violet et bleu) est uniformément obscurcie; d'autre part, et c'est là le point important, dans la *partie jaune*, entre les lignes D et E de Frauenhofer, on voit deux raies obscures; ce sont les *bandes d'absorption* du sang artériel. Si l'on réduit l'oxyhémoglobine, ces deux bandes se confondront en une seule noire et plus large, comme si elle résultait du déplacement et de la fusion des deux premières. Cette dernière prend le nom de *bande de réduction de Stokes*. Les substances que l'on emploie généralement pour obtenir la réduction sont le fer récemment réduit par l'hydrogène ou le sulfhydrate d'ammoniaque. Aucune matière colorante autre que celle du sang ne donne cette réaction spectroscopique. Elle est donc vraiment *caractéristique* et peut servir en médecine légale à constater la présence de quantités presque infinitésimales de sang.

Les raies d'absorption du spectre se constatent non-seulement par l'interposition d'une couche d'hémoglobine *dissoute* ; on les observe aussi en examinant les globules *intacts* vus au microspectroscope et même le sang contenu dans les vaisseaux sur la membrane inter-digitale de la grenouille (Fumouze), sur l'oreille du lapin et de l'homme (Hoppe-Seyler).

Nous verrons plus loin, quand nous étudierons l'action de l'oxyde de carbone sur le globule sanguin que l'examen spectroscopique est le moyen le plus sûr pour constater l'empoisonnement par ce gaz. Quelques observateurs, entre autres Coze et Feltz, ont examiné au spectroscope des solutions de sang provenant d'hommes ou d'animaux ayant succombé à des maladies infectieuses (septicémie, variole), mais jusqu'ici, ces recherches n'ont abouti à aucun résultat nouveau.

Dans ces derniers temps, les gaz du sang ont été soumis à une étude des plus complètes, grâce à une série de travaux entrepris surtout par Cl. Bernard, Hoppe-Seyler, Preyer, Gréhant, Mathieu et Urbain. Il n'entre pas dans le plan de ce travail d'en donner le résumé, malgré le puissant intérêt qui s'attache à cette question : qu'il nous suffise de dire que ces travaux ont mis en relief, une fois de plus, l'importance du rôle physiologique des hématies. Autrefois, on croyait que l'oxygène était simplement en dissolution dans le sérum du sang. Les recherches de Fernet, de Lother Meyer ont démontré que la capacité d'absorption du sang pour l'oxygène était *indépendante de la pression de ce gaz* et que, loin de diminuer avec l'augmentation de la température, elle croissait parallèlement. Ces faits prouvent bien que nous n'avons pas affaire là à un simple phénomène physique, car ils sont en opposition flagrante avec les lois de la solubilité des gaz dans les liquides.

La respiration ou plutôt l'hématose est donc un acte *vital,* se faisant par l'intermédiaire du globule rouge, ou du moins ce globule est doué d'une activité spéciale favorisant sa combinaison avec l'oxygène pour atteindre un maximum vers 44° ou 45° environ. C'est grâce à cette propriété particulière du globule rouge que l'homme doit de pouvoir vivre et respirer librement sous des pressions barométriques pouvant osciller entre une $\frac{1}{2}$ atmosphère (Quito) et 4 ou 5 atmosphères (caissons du pont de Kehl). Dans ces conditions si énormément différentes, sauf quelques points de détail que M. P. Bert a récemment bien mis en lumière, la quantité moyenne d'acide carbonique est constante ; la respiration et la combustion organique n'est donc pas troublée par ces variattons cosmiques. Nous avons déjà montré plus haut que le globule rouge ou la portion caractéristique, l'hémoglobine n'agit pas seulement en facilitant l'absorption de l'oxygène ; mais grâce à cette absorption, sa réaction devient probablement acide (Pflüger) et il favorise ainsi le dégagement de l'acide carbonique fixé dans le sérum à l'état de bicarbonate.

Telle est l'esquisse de l'histoire physiologique du globule rouge, tracée d'après les données récentes de la science. Notre intention a été, tout en cherchant à mettre en relief ces idées nouvelles et intéressantes de n'insister que sur les points essentiels et présentant une portée pratique. Fort de ces données physiologiques, nous pouvons maintenant entrer de plein pied dans l'étude des altérations pathologiques, qui ne pouvait se passer de semblables préliminaires.

CHAPITRE II.

I. *Altérations qualitatives du globule rouge.*

MODIFICATIONS DE DIMENSION. — Nous avons donné plus haut les dimensions micrométriques que présente le globule rouge à l'état normal ; une foule de conditions pathologiques modifient ces dimensions, les augmentent ou les diminuent.

Depuis longtemps déjà M. le professeur Gubler a signalé l'hypertrophie des hématies dans la maladie d'Addison. Ce fait a été récemment confirmé par Laskewitsch (1).

Ce dernier a constaté que, dans la maladie d'Addison, les globules rouges sont plus grands, plus pâles ; ils présentent des changements de forme visibles par l'addition d'eau distillée ou d'une solution d' $1/2$ % de chlorure de sodium : sous l'action de ces réactifs, les hématies prennent une forme de biscuit, en massue, et leurs prolongements se divisent et amènent la rupture de l'organite.

M. Vulpian a fait la même observation dans certains cas de cyanose d'origine cardiaque avec persistance du trou de Botal.

Dernièrement aussi deux observateurs belges, Masius et Vanlair, ont décrit sous le nom de *microcythémie* une altération spéciale du sang, caractérisée par la diminution, ou pour mieux dire l'augmentation de nombre des globulins, dont la proportion devient plus considérable que celle des globules. Ces globulins sont sphériques, sans nu-

(1) Ctbl. f. Wissensch. Medicin, 1872, 191.

cléoles. Ils sont légèrement contractés et deviennent plus
résistants par l'action des réactifs (eau, acide acétique).
Charcot et Vulpian ont retrouvé la même altération hématologique dans un cas d'hypertrophie de la rate sans
leucémie ; enfin, ainsi que Erb et Klebs, ils ont constaté la diminution de volume du globule rouge dans la
leucémie.

Dans ces derniers temps, les changements de *dimension* des globules rouges, sous différentes influences
viennent d'être l'objet de recherches spéciales et très-mi-
nutieuses de Manasseïn (1).

Pour éviter toutes les causes d'erreur si abondantes
dans les recherches de ce genre, l'auteur s'est entouré des
plus grandes précautions. Le sang était directement pris
du vaisseau, et immédiatement recouvert d'huile ou de
baume de Canada, afin d'éviter l'évaporation. Comme, sur
un même animal, les globules sanguins sont sujets, dans
les conditions physiologiques, à des oscillations souvent
assez considérables dans certaines espèces, Manasseïn
faisait porter ses chiffres sur des moyennes d'au moins 100
mensurations. Pour étudier l'action des gaz sur les dimensions du globule, l'auteur se servait de la chambre
à gaz de Stricker,

Les premières expériences de Manasseïn eurent trait à
l'influence de la fièvre en général et surtout de la fièvre
septicémique. Toujours il trouva les dimensions des globules sanguins *diminuées* et dans la proportion d'1/5 au
maximum. Cette diminution est proportionnelle à la
durée et à l'intensité de la fièvre. A cet égard, il rappelle
que Virchow déjà avait fait une remarque analogue et il

(1) Archives de Virchow, 1872 ; résumé in Gazette médicale de
Strasbourg, septembre 1872.

cherche à établir un parallèle entre ces faits et la mélanémie constatée dans les fièvres paludéennes. Cette diminution de volume des hématies dans la fièvre ne saurait être attribuée à l'inanition qui tend plutôt à en accroitre le volume. Elle paraît tenir au fait même de l'élévation thermique qui caractérise la fièvre. En effet, en soumettant des animaux à des températures artificielles de 40° à 42°, on trouve les mêmes modifications de dimension des globules rouges. L'auteur se trouva ainsi tout naturellement amené à tenter la contre-épreuve et à étudier l'action du froid.

Il ne fut pas trompé dans ses prévisions, et il a toujours constaté, sur les animaux soumis à la réfrigération, une augmentation des dimensions du globule, proportionnelle à l'abaissement de température.

La *quinine*, injectée dans les veines, augmente les dimensions des globules, (peut-être en abaissant la température); l'alcool produit un effet analogue, ainsi que l'acide cyanhydrique : la morphine, au contraire, à dose narcotique, produit l'effet inverse. L'acide carbonique produit la réduction de volume la plus considérable, allant jusqu'à un quart de diamètre total. Ce fait est en opposition avec l'observation de M. Vulpian qui, comme nous l'avons vu, a constaté que dans la cyanose (empoisonnement par l'acide carbonique), le volume du globule augmente. Enfin, sous l'influence de l'oxygène, on peut toujours constater une augmentation notable des dimensions de l'hématie.

L'auteur arrive aux conclusions suivantes : les globules rouges du sang diminuent de volume toutes les fois que, sous l'influence d'une suractivité pathologique, ils cèdent une plus grande quantité d'oxygène (fièvre), ou qu'ils se trouvent dans des conditions qui rendent l'absorption de cet oxygène plus difficile (empoisonnement par l'acide carbonique, par la morphine). Si, au contraire, les globules sont à même d'absorber une plus grande quantité d'oxygène, ou s'ils sont soumis à des agents qui en empêchent la déperdition (quinine, acide cyanhydrique, alcool, froid), leurs dimensions augmentent. Telles sont les conclusions du travail de Manasseïn. Nous avons tenu à les résumer parce qu'elles paraissent basées sur des recherches laborieuses et consciencieusement faites. Il reste à savoir si elles seront confirmées par le contrôle que leur importance même ne tardera pas à provoquer.

MODIFICATIONS DE FORME. Nous avons vu dans le premier chapitre qu'à l'état physiologique, les globules rouges du sang présentent des changements de forme qui amènent des changements de coloration. C'est ainsi que les hématies, en absorbant l'oxygène dans les capillaires du poumon, augmentent la concavité de leurs faces, d'où réflexion plus parfaite et coloration plus rutilante. Mais, sous l'influence de causes pathologiques, les hématies éprouvent des changements bien plus importants et bien plus considérables. Ici, cependant, il nous faut encore faire appel aux données physiologiques que nous avons exposées plus haut, et surtout aux faits qui se rapportent à l'action des différents réactifs sur les globules rouges. En effet, bon nombre d'agents morbides et de poisons provoquent sur le vivant et dans l'intérieur même du liquide sanguin les mêmes altérations et les mêmes déformations des globules rouges que celles que les réactions chimiques produisent artificiellement sous la plaque de verre ou dans la chambre humide. Ici, la clinique et l'expérimentation d'une part, et l'observation microscopique de l'autre, se contrôlent et se confirment donc complètement.

Nous avons vu que les globules rouges du sang normal exposés à l'air ou soumis à un certain degré de dessiccation, prennent volontiers un aspect framboisé, crénelé, perdent leur forme discoïde et deviennent à peu près circulaires. Dans la plupart des fièvres infectieuses (dyscrasies aiguës), dans la septicémie, dans la variole, les typhus, etc., beaucoup d'observateurs ont noté l'augmentation du nombre des leucocytes, l'aspect framboisé, crénelé des hématies. Il est certain que, dans quelques cas, cette altération de forme existe réellement sur le vivant dans le sang renfermé dans les vaisseaux. Mais, dans la plupart de ces cas, cette déformation se produit pendant l'examen même, quelque temps après que le sang a été tiré de la veine.

Quoique de nature cadavérique, cette altération ne laisse pas que d'être significative en ce sens, qu'elle se produit bien plus rapidement et plus facilement sur le sang provenant de sujets infectés que sur celui d'invidus sains. Sans donc vouloir en faire un signe pathognomonique, nous continuerons néanmoins à lui attribuer une signification importante.

Il est un certain nombre de maladies infectieuses où l'altération des corpuscules hématiques est bien plus grave et bien plus accentuée. Dans ces cas, qui sont généralement des formes malignes de l'affection, les globules rouges sont déchiquetés, hérissés de saillies, comme on le voit surtout *dans le char bon* où cette lésion est constante (Braeul de Dorpat, Davaine). Dans ces circonstances, les hématies ont manifestement perdu leur consistance et leur elasticité normales. Elles se sont déformées et rompues par le seul fait de leur collision réciproque ou de leur choc contre les parois vasculaires. La matière colorante du sang, l'hémoglobine a été mise en liberté et s'est dissoute dans le sérum du sang qui n'est plus formé par un liquide incolore tenant en suspension des corpuscules colorés, mais dont la portion liquide est colorée, elle aussi. Il en résulte un certain nombre de conséquences du plus haut intérêt. La matière colorante hématique exsude hors des vaisseaux avec les fluides nourriciers et va imprégner les tissus, en y subissant, sous l'influence de l'oxygène de l'air ou d'autres agents encore mal déterminés, des modifications de composition chimique, ainsi que de coloration. Telle est la pathogénie de la plupart des formes ictériques ou ictérodes des fièvres infectieuses (ictère hématique, hémaphéique de Gübler). Elles tiennent à la destruction des globules rouges, à la transsudation de l'hémoglobine dissoute dans les parenchymes et aux modifications chromatogènes que cette dernière y subit.

Tous les observateurs, dans les formes graves des maladies infectieuses, ont noté en même temps que la tendance à l'ictère, une disposition aux hémorrhagies, et ils cherchaient à l'expliquer par une hypothèse un peu vague, par un état de *dissolution du sang*. Ces hémorrhagies passives reconnaissent la même cause que l'ictère hématique, c'est-à-dire la destruction des hématies. Dans ce cas, serait-ce, parce que les globules fragmentés et morcelés traversent plus facilement les stomates vasculaires, que l'hémorrhagie se produit, ou bien, celle-ci est-elle due à la rupture des capillaires, rupture que la composition viciée du sang et par conséquent la nutrition défectueuse des parois rend plus fréquente et plus facile? C'est là une question qui continue à rester pendante et

Joly.   3

que les récentes expériences de diapedèse n'ont guère
encore contribué à éclaircir.

L'état de dissolution du sang peut-il, dans certains
cas, être suffisamment prononcé pour permettre la production, dans le liquide en circulation, de cristaux
d'hémoglobine ? Nous répondons hardiment d'une façon
négative. Jamais, dans le sang vivant, on n'a constaté
l'existence de ces cristaux, ni même chez l'homme, dans
le sang contenu dans le cadavre intact. Mais l'on sait que
dans les circonstances habituelles, en agissant sur le sang
normal, il faut pour y faire apparaître des cristaux d'hémoglobine, recourir à des opérations assez compliquées
(congélation, décharges électriques) ; dans certaines in-
fections au contraire, il suffit de la simple altération que
le sang supporte, quand il est étalé sur le porte-objet du
microscope, pour y faire bientôt apparaître les cristaux
en question. Cette facilité de la production des cristaux
d'hémoglobine est, dans l'espèce, tout à fait caractéristique. Cependant, il importe d'éviter l'erreur d'expression,
sinon de pensée, commise par des auteurs très-recom-
mandables (Ritter de Strasbourg notamment), et qui consiste à signaler cé fait sous la rubrique : *apparition des
cristaux d'hémoglobine* dans le sang. Nous le répétons,
jamais ces cristaux n'existent ni ne circulent dans le sang
vivant, ils ne se forment que *post mortem*.

Ces altérations du sang sont produites par des agents
invisibles et intangibles, miasmes ou virus, agents qui
échappent complètement à nos moyens d'investigations
et que la logique seule nous force à admettre. Il est
un certain nombre de substances, cette fois parfaitement
accessibles, qui produisent dans le sang des altérations
analogues et souvent identiques ; ce sont les poisons, tels

que le phosphore, l'arsenic, l'antimoine, l'acide sulfurique, le chloroforme, etc. ; comme le poison typhique ou celui de la fièvre jaune, ils s'attaquent de préférence aux globules rouges dont ils amènent la destruction.

Une affection qui présente la plus grande analogie avec ces toxémies est l'ictère grave, à tel point que des observateurs éminents, Rokitansky entre autres, ont cru pouvoir ramener tous les cas d'ictère grave à des cas d'empoisonnement par le phosphore, méconnus. Ce n'est pas ici le lieu de rappeler toutes les théories qui ont été émises pour établir l'étiologie de cette affection. On sait, aujourd'hui, à n'en plus douter, et comme M. Vulpian l'a fort judicieusement établi dans ses leçons, que l'ictère grave ne constitue pas une forme morbide spéciale, mais que, comme son nom l'indique suffisamment, il n'est autre chose qu'une forme *grave* de l'ictère simple, dont tous les symptômes s'exagèrent et revêtent un caractère malin. C'est donc en se basant sur l'analyse physiologique du phénomène ictère, qu'il importe d'asseoir l'interprétation de l'ictère grave et notamment la valeur des altérations hématiques que l'on y constate.

La bile n'est pas préformée dans le sang. Le foie ne la filtre pas comme fait le rein pour l'urée, mais la *sécrète* véritablement. Il est probable, il est même certain, que cette sécrétion, ou du moins celle de la matière colorante de la bile (bilifulvine), se fait aux dépens et par la destruction des globules rouges au niveau des cellules hépatiques (1). L'analogie du pigment biliaire et du pigment

(1) On pourrait toutefois objecter à cette proposition que, chez les animaux à sang blanc, incolore, il existe une bile colorée (Vulpian) ; dans ces cas, il faut admettre que les cellules du foie forment directement du pigment biliaire sans l'emprunter au

sanguin a été établie par les recherches de Kühne, Steœ-
deler, Hünefeldt et Jaffe ; elle permet d'affirmer que le
pigment biliaire est incontestablement de nature et d'o-
rigine hématique.

On peut considérer la bile comme un véritable émonctoire, quant à certains de ses principes constituants
(matières colorantes, cholestérine), émonctoire destiné à
évacuer les produits de la destruction des globules rouges.
Deux cas peuvent se présenter dans lesquels ces produits
de désintégration des globules rouges s'accumulent dans
le sang et y révèlent leur présence par leur passage dans
des produits de sécrétion et dans des tissus (urine, lait,
couche de Malpighi, muqueuses, etc.) où ils n'existent
point normalement, donnant ainsi naissance au symptôme
Ictère. Tantôt, ce sont les principes colorants de la bile
qui, pour une raison ou pour une autre (rétention, hy-
persécrétion), sont résorbés par le sang et vont adultérer
ce liquide : dans ces cas, on a affaire à l'ictère biliféique
de M. Gubler ; dans d'autres circonstances, le sang renferme des matières colorantes dues, non pas à la résorption d'éléments biliaires, mais à la production directe,
autochtone dans son intérieur, d'éléments colorés présentant avec ceux de la bile l'analogie la plus grande,
sinon une identité complète : c'est là l'ictère hémaphéique
(Gubler). Cette deuxième variété d'ictère peut elle-même
reconnaître une double étiologie : ou bien, les produits
de destruction des globules rouges s'accumulent dans le
sang, ou bien, cette destruction est pathologiquement

---

sang ; du reste, chez les animaux, d'autres éléments, la choroïde
par exemple ou les cellules cutanées, se pigmentent aussi directement, sans intervention du liquide sanguin.

exagérée (empoisonnements par le chloroforme, éther, phosphore, acides minéraux, miasmes, virus, etc.); dans ce dernier cas, la glande hépatique ne suffit pas à élaborer tous ces déchets et à les expulser.

Dans le premier cas au contraire, c'est cette glande elle-même qui est primitivement atteinte (atrophie jaune aiguë, cirrhose, etc.), et les produits qu'elle jetait au dehors sont retenus dans le sang et cherchent à s'éliminer par les autres émonctoires, insuffisants la plupart du temps, il faut bien le reconnaître. C'est à cette deuxième variété qu'appartiennent la plupart des cas décrits sous le nom d'ictère grave.

Ces faits établis, nous pouvons d'une façon plus précise chercher à spécifier le rôle du globule rouge dans l'ictère et dans l'ictère grave notamment. Depuis longtemps dans ce dernier cas, on avait constaté l'altération des globules rouges qu'on trouvait déchiquetés, déformés et réduits de volume et dont la matière colorante imprégnait le sérum. Depuis longtemps, en un mot, on avait noté ce qu'on appelle la dissolution du sang, par laquelle on expliquait les pétéchies, les hémorrhagies et le vomito dans l'ictère grave et dans les fièvres à forme ictérode. On attribuait généralement cette altération du sang à une résorption de la bile et certaines opérations histochimiques semblent en effet justifier cette explication. Si, sous le microscope, on fait agir sur les hématies des acides biliaires, on voit ces éléments diminuer petit à petit de volume et finalement se dissoudre entièrement (1).

_____

(1) L'action des acides biliaires sur le globule rouge vient d'être récemment l'objet d'une thèse inaugurale de Jurasz soutenue à Greifswald, et analysée dans le Centralblatt, 1872, n° 3. Voici les conclusions principales de l'auteur : Pour dissoudre 1 volume

On supposait que la bile résorbée agissait pareillement sur le sang et y produisait cet état de dissolution si souvent mentionné. Mais comme le fait observer M. Vulpian, pour produire ce fait expérimentalement, il faut injecter dans les veines des doses d'acides biliaires énormes, et telles qu'il ne s'en résorbe jamais à l'état pathologique.

Il faut plutôt retourner le terme du problème. Dans la plupart des toxémies, le poison agit directement sur le globule sanguin qu'il influence même avant la glande hépatique ; le globule rouge est détruit complètement, la lésion hématique est primitive et c'est elle qui souvent provoque celle du foie.

Ce n'est pas à dire pour cela qu'il faille complètement reléguer au deuxième rang l'importance des altérations de cet organe. Il est incontestable que l'action éminemment dépurative, qu'on nous passe cette expression un peu vieillie, mais qui rend bien notre pensée, de ce viscère venant à être entravée, il en résulte des altérations graves du liquide sanguin ; mais il ne faudrait pas céder à des tendances d'anatomisme trop absolues et vouloir dans la question de l'ictère tout faire graviter autour de la glande biliaire. Très souvent, comme l'a montré M. Gübler, c'est surtout la lésion humorale, l'altération du globule rouge qui est primitive et qui au point de vue de la pathogénie doit occuper le premier rang.

MÉLANÉMIE.—Dans certaines formes graves de fièvres

de globules rouges, il faut 20 volumes de bile. Chose curieuse, les hématies d'un animal sont souvent plus facilement dissoutes par la bile d'une autre espèce animale que par la sienne propre. La bile n'agit pas sur les leucocytes ; ce sont les acides biliaires surtout qui possèdent le pouvoir dissolvant.

intermittentes, le sang renferme souvent des particules amorphes de matière colorante très-foncée (particules mélaniques). Le lieu de production de ces particules est principalement le cerveau, la rate et le foie, mais la rate surtout. Cette altération du sang a été étudiée pour la première fois par Henri Meckel qui signala la présence de pigment dans le sang et les viscères d'un aliéné mort de phthisie pulmonaire, sans avoir jamais subi l'influence des émanations maremmatiques.

Deux ans plus tard Virchow rencontrait de nombreuses cellules pigmentaires dans le sang et les tissus d'un homme devenu hydropique à la suite de fièvres intermittentes prolongées. Peu de temps après, Heschl et Planer publièrent des travaux sur ces altérations du sang. Mais c'est surtout à Frerichs que revient l'honneur d'avoir attiré l'attention sur ce point. L'épidémie de fièvres intermittentes qui a régné en Silésie pendant l'été de 1854, lui fournissant l'occasion d'étudier la mélanémie sur une vaste échelle, il signala les obstructions vasculaires que les corpuscules mélaniques déterminent dans le parenchyme hépatique et dans le cerveau. En effet, ces corpuscules anfractueux s'arrêtent dans les vaisseaux de petit calibre et forment de véritables embolies capillaires. On a voulu ramener presque toutes les formes cérébrales (comateuses, apoplectiques, hémiplégiques) des fièvres intermittentes à des engorgements mélanémiques de l'encéphale. Mais, comme le fait justement observer Frerichs, ces accidents sont presque toujours intermittents comme l'accès paludéen lui-même ; comme lui, ils sont justiciables de la quinine. Les embolies sont loin de présenter un semblable caractère d'intermittence ; on n'est donc point

autorisé comme le fait si justement observer M. Charcot (1)
à les invoquer comme étiologie de ces formes cérébrales.
En Suède, Magnus Huss aurait rencontré la mélanémie
dans presque tous les cas de cachexie paludéenne qui se
sont manifestés à Stockholm depuis quelques années. En
France, ce fait n'a pas été aussi souvent vérifié.

Une portion de ces amas pigmentaires se forme probablement un peu partout dans le sang, le miasme paludéen agissant directement sur l'hématie et en amenant la
destruction. Mais c'est surtout dans la rate, organe de sélection pour ce miasme, que se forment ces produits régres-
sifs déjà à l'état normal ; on rencontre de ces éléments
dans la veine splénique. Dans certaines fièvres intermittentes malignes, cette veine en est gorgée ainsi que tout
le système porte. Il est donc certain que dans ces circonstances, l'activité physiologique de la rate s'exagère
en même temps que son volume et qu'elle détruit plus de
globules rouges qu'elle ne le fait à l'état normal. Disons
cependant que d'autres organes encore peuvent produire
ces particules pigmentaires, tels sont le foie, les reins, les
glandes lymphatiques ; enfin récemment un histologiste
milanais Bizzozero, et un élève de Leyden, Neumann, ont
trouvé dans la moelle osseuse des particules pigmentaires. Ces faits ont été vérifiés par M. Vulpian. Ils tendent
à prouver que la trame médullaire osseuse constitue non-
seulement une source de leucocytes, mais aussi un appareil de destruction des globules rouges.

Pour M. Robin, les granulations pigmentaires que l'on
voit dans la mélanémie seraient des particules grais-

(1) Gazette hebd., 1857, page 659.

seuses qui s'imprègnent de la matière colorante (hémaphéine), dissoute normalement dans le plasma. Il faut
remarquer que la graisse colorée est une apparition fréquente dans l'organisme (cellules nerveuses, bâtonnets
et cônes de la rétine, etc) ; en outre, tous les auteurs ont
noté la fréquence des granulations pigmentaires dans
l'épaisseur des capillaires; la dégénérescence graisseuse de
ces vaisseaux et l'imprégnation des molécules de graisse
par l'hémaphéine rendraient facilement compte de ce
phénomène (1). Toutefois, il faut remarquer que les
caractères chimiques des particules mélanémiques, leur
indifférence à l'égard de l'éther et du chloroforme
vont à l'encontre de l'opinion du savant histologiste fran-
çais; nous croyons donc avec la généralité des micrographes qu'il s'agit bien là de globules rouges détruits,
segmentés et altérés.

Qu'on nous permette en passant de consigner ici une
curiosité anatomique intéressante. Dans les cas de mélanémie, il est fréquent de rencontrer des particules pigmentaires renfermées dans l'intérieur des leucocytes :
ceux-ci s'en sont emparés en vertu de leurs mouvements
améboïdes et les ont déglutis en quelque sorte, comme
ils font d'une façon générale, pour toutes les matières
pulvérulentes. On sait que toute une méthode expérimentale est basée sur cette propriété (Fütterungsmethode des
Allemands) dans laquelle on soumet à l'action des globule blancs des particules colorées, des grains d'aniline,
du vermillon, etc.) et qui constituent ainsi d'excellents
réactifs de ces sortes de microzoaires. (Cohnheim, de
Reklinghausen.)

(1) Voir Ch. Robin, Leçons sur les humeurs, Paris, 1867, p. 210.

AUGMENTATION DE DENSITÉ DU GLOBULE ROUGE. — Nous avons vu que le globule rouge est plus lourd que le liquide dans lequel il est suspendu, d'où il résulte que ces globules tombent au fond du vase, si la coagulation de la fibrine ne vient pas les surprendre et les emprisonner pendant leur chute. Deux cas cependant se présentent où les hématies gagnent le fond du liquide, tandis que la fibrine se coagule isolément à la surface, formant ainsi la couenne. Tantôt cette couenne est due à une modification de la fibrine qui se coagule plus lentement et laisse au globule rouge le temps de se déposer (bradyfibrine de Polli). Nous n'avons pas à nous occuper de cette catégorie de faits.

Mais il est des cas où la fibrine ne met pas plus de temps à se coaguler que d'habitude et où cependant, au moment de la coagulation, les globules rouges ont déjà gagné le fond du vase, permettant ainsi à la couenne de se produire. Dans ces cas, encore mal connus (phlegmasies diverses), il faut bien admettre que les globules rouges ont augmenté de densité, d'où accélération de leur chute. Il se passe alors chez l'homme exceptionnellement ce qui se constate normalement chez le cheval, dont le sang est toujours couenneux, vu le poids spécifique considérable de ses globules rouges.

EMPOISONNEMENT DU GLOBULE ROUGE PAR L'OXYDE DE CARBONE. — C'est à M. Cl. Bernard que nous devons la découverte de l'action de ce gaz pour les hématies. Ce grand physiologiste a montré que l'oxyde de carbone agit directement sur le globule rouge dont il chasse l'oxygène pour se combiner avec l'hémoglobine et former un *carboxyhémoglobine*, comme l'appellent les Allemands, composé plus stable que l'*oxyhémoglobine*.

Le globule rouge dans lequel l'oxyde de carbone a remplacé l'oxygène n'a pas changé de forme, peut-être tout au plus est-il un peu plus bombé que le globule du sang artériel. Le sang empoisonné par l'oxyde de carbone est vermeil et rutilant. Chez les animaux empoisonnés par l'oxyde de carbone, le sang présente une couleur rutilante, vermeille, dans les veines aussi bien que dans les artères. Les effets toxiques de ce gaz se déduisent fort bien de son action sur les hématies. Le sang, une fois imprégné d'oxyde de carbone, est rendu tout à fait impropre à la respiration. Il se passe dans le poumon absolument le même fait que celui que l'on constate dans l'éprouvette. On a beau agiter du sang rendu vermeil par l'oxyde de carbone dans une atmosphère d'oxygène ou d'acide carbonique, aucune échange n'a lieu, les globules n'abandonnent point le gaz pour lequel ils possèdent tant d'affinité. Dans l'empoisonnement par la vapeur de charbon par conséquent (qui tue surtout par l'oxyde de carbone qu'elle contient), les globules circulent inertes et incapables de fournir à la respiration des tissus. Le système nerveux, qui pour son fonctionnement régulier exige un prompt renouvellement d'oxygène, ne tarde pas à manifester des troubles de plus en plus graves (convulsions, perte de connaissance, syncope), et qui finissent par amener la mort. Tout récemment, on a songé dans les cas d'empoisonnement de cette nature à recourir à l'emploi de la transfusion du sang; à coup sûr, cette tentative est des plus logiques, elle satisfait à l'indication la plus pressante et la plus rationnelle qui consiste à remplacer par des globules frais et intacts, ceux que l'oxyde de carbone a en quelque sorte frappés de paralysie, selon l'expression de Cl. Bernard. Aussi de beaux succès ont-ils été obtenus dans ces circonstances, en Allemagne, surtout par Hueter (1).

Si nous insistons avec tant de détails sur l'histoire de l'empoisonnement par l'oxyde de carbone, c'est qu'elle a été un objet de prédilection marquée de la part des principaux physiologistes contemporains. En effet, cette étude constitue un véritable type de l'action des agents toxiques sur les globules rouges.

Cette étude hématologique de l'empoisonnement par l'oxyde de carbone a été reprise récemment avec le plus grand soin par Hoppe-Seyler, par Cl. Bernard lui-même (2) et par son élève M. Gréhant (3). Quelques points, négligés jusqu'ici, ont été éclaircis de la façon la plus satisfaisante, de sorte que l'histoire de cet empoisonnement est peut-être la plus complète que nous possédions. Les physiologistes que nous citons ont notamment étudié le mode d'élimination de l'oxyde de carbone dans les empoisonnements incomplets et où l'animal revient à la santé ; un savant russe, Pokrowski croyait que l'oxyde de carbone se changeait dans l'économie en acide carbonique et se dégageait sous cette forme. M. Gréhant, dans une récente communication à la Société de biologie, a démontré que l'oxyde de carbone ne se suroxyde pas dans l'organisme et s'élimine sous forme d'oxyde de carbone.

La science contemporaine s'est enrichie d'un procédé de diagnostic d'une sûreté absolue pour ce genre d'em-

(1) Voir Gazette médicale de Strasbourg, avril 1871. *De la transfusion artérielle.*

(2) Revue des cours scientifiques, juin 1870.

(3) Ibid., 1871.

poisonnement : nous voulons parler des résultats que donne l'analyse spectrale. Si l'on fait agir un corps réducteur sur le sang arteriel normal, on obtiendra le spectre du sang veineux ou de l'oxyhémoglobine réduite, caractérisé par une seule bande obscure dans le jaune à la place des deux bandes plus étroites constatées auparavant (bande de réduction de Stokes). Eh bien ! dans le sang oxycarboné, on trouve un spectre presque identique à celui du sang artériel, avec cette différence capitale que l'on a beau faire agir sur le sang empoisonné, les diverses substances réductives, le spectre ne change point, il conserve invariablement ses deux bandes obscures au lieu de présenter la bande unique de réduction.

L'oxyde de carbone seul se comporte de cette façon, et nous voyons donc que l'analyse spectrale nous fournit pour la médecine légale par exemple un élément de diagnostic des plus précieux.

Le spectroscope a été appliqué récemment à l'étude de l'action des divers poisons gazeux sur le globule rouge. C'est ainsi que L. Hermann a constaté que le *bioxyde d'azote* forme avec l'hémoglobine un composé encore plus stable que l'oxyde de carbone et qu'il chasse ce dernier de sa combinaison avec l'hémoglobine. Au spectroscope, le bioxyde d'azote donne les mêmes raies que l'oxyhémoglobine, avec cette différence qu'elles sont plus pâles ; il est bien entendu que les agents réducteurs ne produisent pas la raie de réduction de Stokes.

L'acide cyanhydrique forme pareillement avec l'hémoglobine un composé stable, plus stable que l'oxyhémoglobine, moins stable que le carboxyhémoglobine. Les raies occupent la même place que dans le spectre de l'hémoglobine oxygénée.

On avait fondé sur l'emploi diagnostique de l'analyse
spectrale, appliquée au sang dans différentes maladies les
espérances les plus vives, et jusqu'ici, il faut bien le reconnaître, ces espérances ont été déçues.

Hoppe-Seyler, Coze et Feltz, Ritter ont examiné au
spectroscope du sang provenant de sujets atteints de
fièvre typhoïde, de variole, de septicémie, etc.; ce sang
a donné la réaction spectrale du sang ordinaire, sans
modification aucune. Tout ce que ces observateurs ont
pu constater (et cette constatation n'a absolument rien à
voir avec l'analyse spectrale), c'est que le sang était rela-
tivement plus riche en eau et qu'il fallait par conséquent
ajouter une quantité moindre de ce liquide pour obtenir
le degré voulu de dilution du sang. C'est donc à l'absence
de la raie de réduction dans le sang empoisonné par
l'oxyde de carbone que se borne, en dernière analyse, les
résultats positifs fournis par l'application de la méthode
spectrale à la pathologie, application que dans l'engouement du moment, on s'attendait à voir produire une
véritable révolution dans la science hématologique.

Dans certains cas de mort subite avec sédation du
système nerveux et sans cause appréciable, quelques
auteurs, se basant sur l'analyse des symptômes avec ceux
qu'on observe dans l'empoisonnement par l'oxyde de
carbone, ont cru pouvoir établir aussi une analogie de
mécanisme. Ils ont pensé que dans ces cas, la mort subite était due à une *paralysie* du globule rouge, qui
roulait inerte dans le torrent circulatoire, incapable d'absorber et de céder de l'oxygène. L'hypothèse est ingénieuse, mais ce n'est qu'une hypothèse qui attend encore
la consécration des faits.

II. *Altérations quantitatives des globules rouges.*

AUGMENTATION DU NOMBRE DES HÉMATIES. — On appelle *pléthore* ou *polyhémie*, l'augmentation totale de la masse du sang. Cette augmentation est très-probable, quoiqu'elle soit difficile à démontrer d'une façon précise, attendu que d'une part, la quantité normale du sang contenu dans les vaisseaux n'est pas connue et que d'autre part en clinique, il est impossible d'apprécier même approximativement cette quantité. Par le mot de pléthore on désigne donc un état de réplétion des vaisseaux sanguins se manifestant par la rougeur de la peau, le gonflement des vaisseaux sanguins les plus superficiels (ceux du cou), la dureté du pouls, la tendance aux congestions et aux hémorrhagies, la vigueur de la constitution, en un mot par tous les attributs peu précis qui physiologiquement constituent ce qu'on est convenu d'appeler le tempérament sanguin.

On a subdivisé les pléthores en *pléthore vraie* (augmentation de la masse totale du sang), en *pléthore séreuse* (augmentation de la masse totale du sang, mais quant au sérum seulement), et enfin, en polycitémie (augmentation du nombre des globules rouges).

On sait que la moyenne du poids des hématies secs est de 127 à 140 pour 1000 chez l'homme, un peu plus basse chez la femme, et les limites physiologiques dans lesquelles oscillent ces chiffres sont assez grandes pour qu'il soit presque impossible de trouver des états véritablement dignes d'être désignés sous le nom de polycitémie.

Denys et Poggiale ont noté que les fœtus tant qu'ils sont renfermés dans le sein de la mère et jusqu'au moment de la naissance sont véritablement pléthoriques et que leur sang est beaucoup plus riche en globules rouges que le sang de la mère. Après la naissance et pendant la croissance, l'inverse a lieu.

Il faut bien remarquer que cette affection (si tant est qu'elle mérite ce nom), qui préoccupait tant les anciens et qui exerçait une si grande influence sur leur thérapeutique est aujourd'hui tombée singulièrement dans le discrédit ; niée par beaucoup d'auteurs, négligée par presque tous. Peut-être l'époque contemporaine va-t-elle trop loin dans son engouement pour la médication tonique et dans sa tendance à voir partout de l'anémie et de la dépression des forces. Mais cet exclusivisme est mieux justifié et à coup sûr moins dangereux que la tendance inverse, et nous pensons que si anatomiquement parlant, il est difficile de maintenir la fréquence du type pléthore, la thérapeutique elle-même n'a pas trop à se plaindre d'être à son tour débarrassée de cette sorte de spectre rouge, qu'on nous pardonne cette expression, qui la rendait si spoliatrice et si agressive autrefois.

Nous avons donc hâte d'arriver aux altérations quantitatives plus nombreuses et celles-ci bien établies et numériquement démontrables ; nous voulons parler de la grande classe des anémies.

DE L'ANÉMIE. — Anémie, étymologiquement parlant, veut dire privation, absence totale de sang ; jamais il n'a été employé dans cette acception rigoureuse. En clinique, on désigne habituellement par ce mot, ce que les

anciens désignaient très-bien sous le nom d'*appauvrisse-
ment* du sang (*sanguinis boni penuria*), c'est-à-dire la diminution des éléments essentiels et constitutifs de ce
liquide. Depuis longtemps, on avait cherché à corriger
ce que cette conception d'anémie avait de trop vague et
de trop général, se basant surtout sur les analyses
chimiques du sang, on a divisé les anémies en sous-
genres, d'après les parties constituantes qui faisaient
particulièrement défaut. C'est ainsi que l'on a établi l'hypoglobulie (Bouillaud) caractérisée surtout par la diminution des globules, la composition du sérum étant
supposé restée normale, l'hypoalbuminurie consistant
surtout en une diminution d'albumine du sang, l'hydrémie caractérisée par une sorte de dilution de ce
liquide, etc.

Ces distinctions, par cela même qu'elles reposent sur
une base anatomique ou chimique, paraissent offrir les
plus sérieuses garanties de précision et d'exactitude.
L'école allemande, Vogel notamment, a poussé jusqu'à
l'extrême et disons le mot, jusqu'à l'abus, cette classifi-
cation en apparence si scientifique. En réalité et si l'on
s'en tient aux exigences de la clinique, l'ancienne conception plus compréhensive de l'anémie répond mieux
à la véritable expression des faits. Elle répond même
mieux au besoin de la science proprement dite, car disons-
le hautement, ces distinctions, en apparence si précises,
pèchent par leur précision même et leur exclusivisme.

Le sang, avons-nous dit, est un véritable organe ou
plutôt un tissu ; à ce titre, tous les éléments qui entrent
dans sa composition sont solidaires et dépendant les uns
des autres. Si l'un d'entre eux est atteint, les autres en
souffrent nécessairement et sont atteints du même coup.

Joly.   4

Prenons un exemple : on a voulu établir une variété d'a-
némie caractérisée purement et simplement par la diminution du nombre des globules, l'*hypoglobulie*; eh bien !
l'hypoglobulie vraie n'existe point, en ce sens que toutes
les fois que le chiffre des hématies baisse, la proportion d'albumine s'abaisse aussi. Nous sommes ainsi ra-
mené à l'idée si juste et exposée avec tant de talent par
M. Gubler qui fait du globule rouge le véritable centre
d'attraction et la source de l'équilibre de composition du
fluide sanguin ; chaque globule rouge retenant autour
de lui une véritable atmosphère de liquor.

La conclusion de tout ceci, c'est que comme tant d'anciens vocables, le nom d'*anémie* est un de ceux que la
science à le plus d'intérêt à conserver, et parmi toutes les
sous-divisions modernes que l'on à essayé de substituer,
celle de l'hypoglobulie est la plus justifiable, en même
temps qu'elle rentre directement dans les limites de
notre étude (1). Mais nous tenons à dire que, si pour nous
renfermer dans les limites précises de notre sujet, nous
ne traitons ici que de la *diminution des globules rouges*,
par le fait même et par l'importance et la signification de
ces hématies, nous aurons cependant tracé l'histoire
presque tout entière des anémies.

Et d'abord, y a-t-il et peut-il y avoir d'une façon durable une *anémie vraie*, c'est-à-dire une diminution de
la masse totale du sang pris dans son ensemble? Cette
question est des plus délicates à résoudre, d'abord parce
que l'on ignore quelle est la quantité normale du sang
et quelle est la véritable proportion pour chaque animal
entre le poids de ce liquide et le poids total du corps.
En second lieu le système vasculaire forme une espèce

(1) Voir G. Sée, Du sang et des anémies; 2 édit. Paris, 1867.

d'espace clos dans lequel un vide ne saurait se produire : toute perte sanguine est aussitôt remplacée par une absorption de liquide soit intersticiel soit ingéré sous forme de boisson (exemple : épanchement disparaissant par suite de saignée). Les spoliations sanguines peuvent donc altérer la constitution et la composition chimique de ce liquide, mais elles n'ont guère d'influence sur son vo-lume, sur sa masse. Celle-ci se reconstitue au fur et à mesure, le système clos des vaisseaux faisant l'office d'une sorte de ventouse (1). Disons toutefois qu'il est un cas spécial où la diminution de la masse totale du sang pa-raît bien et dûment démontrée et cela dans des condi-tions presque physiologiques ; nous voulons parler de l'*anémie des altitudes*.

D'après les recherches si précises et si intéressantes de M. Jourdanet, qui l'a observée sur les hauts plateaux du Mexique, cette anémie consiste dans une véritable di-minution de la masse totale du sang. Elle paraît être di-rectement liée à la diminution de pression de l'atmo-sphère dans laquelle sont plongés les individus qui en sont atteints. Si on les fait descendre dans les *basses terres*, l'oligémie se change en hydrémie. On a beaucoup attaqué les travaux de ce savant sur ce qu'il appelle l'*a-noxémie des altitudes*, et en effet, ses hypothèses sur les modifications de la respiration chez les habitants des hautes régions ont été démontrées erronées ; mais le fait de l'aglobulie des populations qu'il a eu occasion d'ob-server paraît bien et dûment acquis à la science.

(1) Ainsi, dans le choléra, où l'organisme perd une proportion énorme d'eau et se déshydrate véritablement, l'organe qui se maintient le plus riche en liquide est encore le sang. Il s'épaissit, il est vrai, mais il continue toujours à renfermer une bien plus forte proportion de liquide que n'importe quel autre tissu.

Nous allons donc aborder l'histoire de l'altération du sang qui résume, pour ainsi dire, celle de toutes les anémies, l'histoire de l'hypoglobulie.

Il existe différentes méthodes destinées à trouver la proportion relative des globules rouges : ce sont d'abord les procédés chimiques, tels que les ont employés par exemple Andral et Gavarret, procédés sûrs, mais d'une application difficile. Plus récemment, on a eu recours en Allemagne surtout, à des méthodes plus expéditives, basées sur des dilutions et la comparaison des teintes avec une dilution connue. Nous n'avons pas à nous prononcer ici sur la valeur de ces modes d'exploration ; qu'il nous suffise de dire que dans l'hypoglobulie, le chiffre des globules rouges qui est, à l'état normal, chez l'homme de 157 et chez la femme de 130 peut tomber à des nombres fabuleusement bas (jusqu'à 40 p. 1000).

Il ne saurait entrer dans notre plan d'énumérer toutes les causes qui peuvent amener l'anémie ; il nous faudrait, pour ainsi dire passer en revue la pathologie tout entière. Ces causes peuvent être rangées sous deux chefs principaux : tantôt l'anémie est due à un défaut de réparation du sang (nourriture insuffisante, dyspepsie, maladies des organes hématopoiétiques, foie, rate, etc.), d'autres fois, elle est déterminée par une usure trop rapide et une détérioration des liquides ou des solides (hémorrhagies, travail exagéré, diarrhées profuses, grossesse, allaitement, etc.). Enfin, il existe des formes mixtes où les deux formes précédentes sont combinées.

Il est un certain nombre d'agents qui ne rentrent pas directement parmi ceux que nous venons d'étudier dont l'influence sur les hématies est néanmoins incontestable, tel est particulièrement l'*action de la lumière solaire*. Les individus (mineurs, etc.), soustraits d'une façon durable à la clarté du jour, quoique du reste soumis aux conditions hygiéniques suffisamment irréprochables, pâlissent, s'ané- mient, s'*étiolent* en un mot. On dirait que, pour les ani- maux ainsi que pour les végétaux, l'action en quelque sorte catalitique de la lumière est nécessaire pour permettre aux hématies ainsi qu'à la chlorophylle de fixer la matière colorante ferrugineuse.

Nous avons vu plus haut qu'il est un certain nombre de poisons qui sont en contact avec les globules rouges, les altèrent, les détruisent en partie et provoquent ainsi, soit l'hypoglobulie simple, soit l'altération décrite sous le nom de *dissolution du sang*. Les empoisonnements par le mer- cure, le plomb, par l'alcool, par l'aniline (Delpech), par différents virus ou miasmes (syphilis, malaria) détermi- nent donc pour ainsi dire directement l'anémie.

On sait que dans le rhumatisme articulaire aigu, il se produit d'une façon très-rapide une anémie particulière des plus prononcées, caractérisée par la pâleur de la peau par un bruit de souffle dans les vaisseaux, en un mot, par tout un ensemble de symptômes qui avaient fait donner par les anciens à cette maladie le nom de *febris pallida*. Or, cette anémie si précoce et si profonde est en dispro- portion réelle avec l'intensité de la fièvre ainsi qu'avec celle des déterminations locales. On est donc amené pres- que forcément à l'attribuer à l'action directe du poison, du vice rhumatismal sur les hématies. C'est l'un des argu- ments les plus puissants en faveur de l'opinion de Chomel, qui regarde le rhumatisme articulaire aigu comme une véritable dyscrasie, comme une maladie du sang.

Deux mots maintenant pour être complet, sur l'espèce particulière d'anémie appelée *Chlorose*.

C'est là une forme tout spéciale quant à son étiologie et qui ne reconnaît aucune des causes que nous venons d'énumérer. Elle paraît bien et dûment être liée au développement des organes génitaux de la femme (1). C'est une maladie d'*évolution,* une anémie que l'on pourrait, dans une certaine mesure, considérer comme étant d'origine réflexe. Ce réflexe aurait donc comme point de départ les organes génitaux et irait agir sur les organes hématopoiétiques. Dans ces derniers temps cependant, on a cherché à rattacher la chlorose à des lésions des tissus. Déjà en 1868, M. Bondet, de Lyon, avait attribué le bruit de souffle cardiaque de la chlorose à un rétrécissement de l'orifice aortique qu'il trouvait sensiblement plus petit que celui de l'artère pulmonaire (à l'état normal, les deux orifices ont des dimensions identiques), ce rétrécissement constaté dans vingt autopsies variait de 8 à 20 millimètres en diamètre. Tout récemment Virchow (2) a constaté chez les chlorotiques un arrêt de développement de l'aorte et du cœur. L'aorte est rétrécie non-seulement à son origine, mais sur toute son étendue ; c'est une aorte d'enfant et non celle d'une personne adulte. Les parois de cette artère sont visiblement amincies et atrophiées dans leurs trois tuniques, mais elles ont conservé leur élasticité normale. Enfin, on rencontre fréquemment des anomalies dans l'émergence aortique des artères, ainsi les intercostales, au lieu de se détacher par séries correspondant au nombre des espaces intercostaux, naissent de deux ou trois troncs communs. Des anomalies semblables mais plus rares

(1) On a décrit quelques cas très-rares de chlorose survenant à l'époque de la puberté, chez l'homme.

(2) Sur la chlorose et les anémies du système vasculaire qui s'y rattachent : in Beitrage zur Geburtshülfe für Gynecologie, 1872.

s'observent pour l'origine des artères lombaires. Il est assez fréquent suivant le célèbre anatomo-pathologiste de Berlin, de trouver sur la tunique interne de l'aorte une dégénérescence graisseuse étendue, caractérisée par des taches jaunâtres. Cette altération se distinguait en ce qu'elle ne dépasse pas la tunique interne et qu'elle respecte la musculeuse comme l'on peut s'en apercevoir en pratiquant des coupes perpendiculaires à l'axe du vaisseau, très-rarement la tunique moyenne est malade et présente l'infiltration graisseuse des fibres-cellules. Le cœur, avons-nous dit, participe à cet arrêt de développement, mais généralement il subit une dilatation hypertrophique qui compense en partie les troubles mécaniques résultant du rétrécissement de l'aorte. C'est surtout quand cette compensation vient à faire défaut que les symptômes de la chlorose s'accusent et s'exagèrent. On voit donc que pour Virchow ce qui domine dans la chlorose, c'est une lésion organique de l'aorte, un arrêt de développement de ce vaisseau et du cœur. Il n'est pas éloigné de croire, quoiqu'à cet égard il ne formule pas nettement sa pensée, que l'altération hématologique est simplement consécutive. Pour lui donc, la chlorose serait une sorte de cachexie cardio-vasculaire, du moins c'est là la conclusion qu'il est permis de tirer de son travail. Il reconnaît lui-même que cet objet mérite de nouvelles recherches, et c'est à ce titre et vu la nouveauté de ses idées que nous sommes entré dans tous ces développements.

Quoi qu'il en soit de l'avenir de ces recherches, nous croyons qu'il ne faut pas faire table rase des idées anciennes et négliger la subordination évidente qui relie la chlorose à l'évolution qui se fait vers la puberté dans la sphère génitale. Ce qui nous confirme dans cette idée,

c'est que l'on constate des troubles analogues et souvent
une véritable chlorose à l'autre phase de la vie sexuelle, à
l'époque de la ménaupose, c'est ce que Canstalt a appelé
la chlorose d'*involution*. Or, dans ces cas, il est impossible
de rattacher ces troubles à l'existence d'une lésion vasculaire.

Nous n'avons pas ici à donner l'histoire complète de
l'hypoglobulie qui nous entraînerait à celle de la plupart
des anémies. Montrer que presque tous ces symptômes
peuvent être légitimement déduits de l'hypoglobulie, tel
est le seul fait que nous ayons à traiter du point de vue spécial auquel nous nous sommes placé. En effet, le globule
rouge, nous l'avons répété assez souvent, est la partie
essentielle du sang, c'est lui qui fixe l'oxygène par une
véritable combinaison chimique, le liquor n'en dissout
que des quantités insuffisantes pour les besoins de l'organisme. Aussi les premiers symptômes dont se plaignent
généralement les anémiques sont des troubles respira-
toires. Ils éprouvent de la dyspnée, une véritable soif
d'air. Ce n'est pas l'air qui fait défaut à leurs poumons,
mais bien le sang, ou plutôt cette portion du sang particulièrement dévolue à l'acte respiratoire, le globule. La
nature cherche à remédier à cet inconvénient par une
sorte d'artifice; comme chaque pulsation cardiaque
amène au poumon une quantité insuffisante d'hématies,
le cœur alors redouble ses efforts, accélère ses battements,
afin de renouveler plus rapidement la nappe sanguine
pulmonaire. — En un mot, l'hématose, dans un temps
donné, se fait sur un chiffre presque normal de globules,
grâce à l'accélération générale de la circulation. De là, le
pouls fréquent (de 100 à 120 pulsations par minute) que
présentent la plupart des anémiques et qui n'a rien à voir

avec l'accélération causée par la fièvre ; aussi l'a-t-on appelé *pouls anémique*. Cette accélération est de tous points comparable à l'hypertrophie des parois du cœur, que l'on constate dans les lésions valvulaires ; elle *compense* l'aglobulie comme l'hypertrophie compense le vice organique et, au même titre qu'elle, on pourrait l'appeler *providentielle*.

C'est en se basant sur cette accélération du pouls et sur l'augmentation du travail cardiaque qu'elle détermine, qu'un certain nombre d'auteurs ont sans doute été amenés à admettre l'hypertrophie du cœur comme compliquant les anémies (Hamernyk et Starek). MM. Dechambre et Vulpian ont fait des recherches dans cette direction et le résultat en a été négatif. Chez les anémiques, ils n'ont trouvé d'autre hypertrophie que celle de la rate, probablement due à l'exagération de ses fonctions hématopoïétiques.

De tous les systèmes, celui qui consomme le plus d'oxygène et qui peut le moins en être privé sans trahir de souffrance est le système nerveux : de là, la fréquence si grande des troubles nerveux chez les anémiques, à telles enseignes que la plupart des névroses reconnaissent l'anémie comme point de départ. L'axiome *sanguis moderator nervorum* est aussi vrai qu'il est devenu banal. De là, les névralgies, les migraines, la fatigue et même la déchéance intellectuelle, le manque d'énergie morale et physique, les palpitations, la tendance aux syncopes, etc.; tous signes non équivoques d'un trouble et d'une mauvaise nutrition de l'innervation centrale et périphérique.

Les sécrétions ne trouvant point dans le sang les matériaux nécessaires, subissent à leur tour des altérations ; à cet égard, les troubles de la digestion (dyspepsie) sont les plus intéressants et les plus importants à noter, en ce sens, qu'ils forment avec l'anémie un véritable cercle vicieux; l'anémie altérant la sécrétion du suc gastrique et déterminant ainsi une dyspepsie qui elle-même éternise l'anémie. Enfin, une complication très-fréquente de l'hypoglobulie est l'albuminurie (transsudation du sérum à travers le rein) et l'œdème (transsudation du sérum à travers les mailles du tissu conjonctif).

C'est à M. Gubler qu'on doit d'avoir le premier rattaché ces troubles à ce qu'il appelle l'hyperleucomatie absolue ou relative. En effet, il considère chaque globule rouge comme faisant autour lui, par une sorte d'attraction, une atmosphère séreuse ; il en résulte qu'à l'état physiologique, le liquor du sang est retenu dans les vaisseaux. Si pour une cause ou pour une autre, le nombre des globules vient à diminuer, une portion du sérum du sang sera mise en liberté et transsudera à travers les parois, il y aura alors albuminurie et œdème. On voit donc par cette explication ingénieuse de M. Gubler que la théorie des *territoires cellulaires* de Virchow est même applicable dans une certaine mesure au liquide sanguin (1).

On peut faire rentrer dans les anémies cette forme particulière d'hypoglobulie qu'on appelle *leucémie*. On sait qu'elle est caractérisée par une diminution de la quantité des globules rouges et par une augmentation proportionnelle des globules blancs. Il est probable que cette maladie tient à un obstacle dans la transformation des leucocytes en globules rouges. Elle a du reste la même symptomatologie que l'hypoglobulie arrivée au dernier

(1) Gubler, article *Albuminurie*, in Dictionn. encyclopédique des sciences médicales.

degré (palpitations, dyspnée, tendance aux syncopes et aux hémorrhagies).

Nous pourrions à la rigueur nous demander si l'altération hématique qui constitue l'*hémophilie*, le *scorbut* et le *purpura* ne rentre pas dans le cadre que nous nous sommes assigné ; nous croyons devoir répondre par la négative. On a longtemps discuté pour savoir si ce sont les parois des vaisseaux ou leur contenu qui doit être incriminé. En admettant qu'il y ait une altération humorale, elle existe à coup sûr dans le plasma du sang et non dans ses éléments solides dont le microscope montre la complète intégrité.

Nous avons terminé l'histoire des principales altérations pathologiques du globule rouge. Notre but a été surtout de tracer un cadre et non de le remplir. L'histoire des altérations hématologiques est entrée dans une voie nouvelle depuis la vulgarisation du microscope dans l'étude des humeurs. Outre le microscope, l'analyse spectrale, l'examen chimique des gaz sont intervenus pour tenter d'élucider le vaste champ des dyscrasies ; et cette étude, éminemment française puisqu'elle remonte aux recherches classiques d'Andral et Gavarret, a été poursuivie avec autant de succès que de zèle par Cl. Bernard, Hoppe-Seyler, Valentin, Chauveau, etc. Des conceptions nouvelles en sont résultées, des horizons nouveaux se sont ouverts. Ce n'est pas seulement l'augmentation ou la diminution quantitative de tel ou tel principe du sang qu'on a cherché à évaluer ; on a pénétré plus avant dans la recherche des altérations tant anatomiques que chimiques des éléments constituants de ce liquide. Un grand progrès a été ainsi réalisé, mais il ne faudrait pas cependant s'en exagérer la portée et vouloir, à l'exemple de quelques esprits trop pressés de jouir, comme le dit M. Chauveau , trouver dans l'exploration microscopique du liquide sanguin la cause première et le *materies morbi* de toutes les affections diathésiques et infectieuses. Nous n'avons qu'à rappeler ici les expériences si controversées sur la fermentation intra-vasculaire et les recherches si peu probantes de M. Chauveau lui-même, pour montrer toute la justesse de nos arguments. Néanmoins nous avons acquis un certain nombre de données positives et de la plus haute valeur, tant au point de vue de la pathogénic que de la symptomatologie de plusieurs maladies. Ce sont ces données positives que nous allons résumer et qui serviront de conclusions à notre travail.

CONCLUSIONS.

La physiologie nous a montré que l'élément caractéristique et essentiel du sang est le globule rouge ; il absorbe l'oxygène ou plutôt il se combine avec lui pour ne l'abandonner aux éléments histologiques que dans la profondeur de nos organes. C'est donc lui qui préside à la respiration, c'est-à-dire au fonctionnement et à l'existence même des tissus.

Le plasma du sang occupe hiérarchiquement un rang subalterne. Il sert de véhicule et de milieu à l'hématie, et se trouve avec elle dans le même rapport que la substance intercellulaire dans les tissus proprement dits vis-à-vis des cellules.

La découverte de l'hémoglobine, sa combinaison avec l'oxygène (oxyhémoglobine) avec l'acide carbonique, avec l'oxyde de carbone, avec le protoxyde d'azote a singulièrement facilité l'intelligence de l'acte respiratoire, de l'asphyxie et de certains empoisonnements.

La production artificielle de cristaux d'hémine avait déjà été d'un grand secours à la médecine légale. L'emploi de l'analyse spectrale donne encore plus de précision et de simplicité à la recherche du sang.

L'étude des dérivés de l'hémoglobine ou plutôt de la matière colorante du sang comparée à la matière colorante de la bile et des urines, jette un jour tout nouveau, sur le véritable mode de sécrétion de ces deux liquides, ainsi que sur la pathogénie de l'ictère.

Dans beaucoup de maladies infectieuses, les anciens avaient déjà noté la fluidité anormale (dissolution) du sang, ou bien sa consistance sirupeuse, sa couleur sépia ; les recherches microscopiques constatent de plus des altérations profondes des globules rouges, altérations qui leur donnent des formes variées (en roue de moulin, framboisée, déchiquetée, crénelée, étoilée, rupture de l'hématie).

Grâce au perfectionnement des procédés chimiques et microscopiques, au lieu de déterminer quantitativement la proportion des globules rouges à l'état sec, on peut l'obtenir à l'état humide, ce qui offre plus de garantie d'exactitude.

Enfin, les notions physiologiques sur le rôle précis du globule rouge font du chapitre des anémies, non-seulement l'un des plus vastes, mais aussi l'un des mieux étudiés et des plus clairement conçus de toute la pathologie.

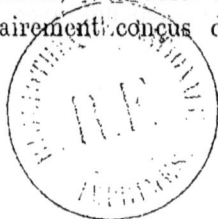

A. Parent, imprimeur de la Faculté de Médecine, rue Mr-le-Prince, 31.